脳のひみつにせまる本

❶ 脳研究の歴史

川島 隆太 監修
こどもくらぶ 編

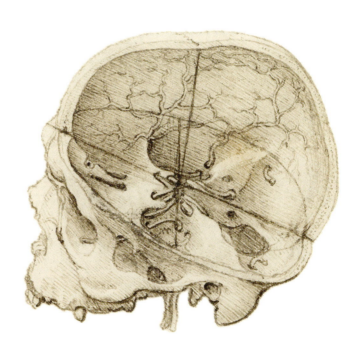

ミネルヴァ書房

はじめに

　現代の科学によって、脳の構造やはたらきはしだいに解明され、脳が人のからだ全体をコントロールしている非常に大切な器官であることは、いまでは子どもでも知るところとなりました。さらに脳には、大きくわけて3つのことに関する「司令塔」の役割があることを知る人も少なくありません。

大脳 ものを考えたり、覚えたりする知的なはたらき
小脳 からだのバランスをとるなど、運動に関するはたらき
脳幹 呼吸など、生命を維持するはたらき

　ところがこのように、脳がどんなしくみで、どんなはたらきをしているかがわかってきたのは、人類の長い歴史のなかで見ればつい最近のことなのです。言葉を理解して話したり、感情をコントロールしたりすることが、脳と関係しているとわかってきたのは18～19世紀のこと。さらに、かんたんな読み書きや計算をしているとき、脳の「前頭前野」とよばれる部分が活発になることがわかったのは、この20～30年のことです。

　かつては、生きている人間の脳を調べることはできませんでした。ところが近年、脳波の測定や、CT、MRIなどの技術の進歩により、脳のはたらきや構造をかんたんに調べることができるようになりました。
　こうして、脳がどんなときにどのように活動しているか、脳のどの部分がどのようなはたらきをするかといったことが、ようやくわかりはじめてきたのです。それでも脳には、わかっていないことがまだまだたくさんあります。なぜなら、脳はその構造もはたらきも非常に複雑だからです。

　このシリーズでは、1巻で古代から現代にいたる脳研究の歴史について、2巻で、人間をつかさどる脳のしくみとはたらきを、3巻では、急速に研究が進められている脳科学の最前線を、それぞれ見ていきます。
　さあ、この本で、知れば知るほどおもしろい脳のふしぎを見ていきましょう。

もくじ

パート1 古代からのなぞ

1. 脳の手術は紀元前から おこなわれていた! ……… 4
2. ミイラには脳はない! ……… 5
3. 「医学の父」ヒポクラテス ……… 6
4. ガレノスが考えた「霊気」とは? ……… 7
5. ルネサンスの科学 ……… 8
6. ヴェサリウスの解剖学 ……… 9

パート2 近代科学がときあかしてきた脳

1. コルクから細胞を発見 ……… 10
2. 脳の解明の土台が しだいに固まってきた! ……… 11
3. 脳細胞が見えてきた! ……… 12
4. ゴルジとカハールの対立 ……… 13
5. ペンフィールドの「脳地図」とは? ……… 14
6. 奇妙な人間の模型 ……… 15
7. 脳研究を前進させた 奇妙な患者の脳 ……… 16
8. 鉄の棒が脳にささった! ……… 18
9. 悲劇からうまれた脳科学の進歩 ……… 20

パート3 生きている人の脳を調べる!

1. 脳の構造の画像化・X線CT ……… 22
2. 脳研究がこの数十年で 一気に進んだわけとは? ……… 23
3. 脳のはたらきを調べるには? ……… 24
4. 「ポジトロン断層法」で 脳のはたらきが見える ……… 25
5. 「機能的MRI」が明らかにした脳 ……… 26
6. 光の力で脳のはたらきを調べる ……… 28
7. 心は、ほんとうに脳にあるのか? ……… 29

さくいん・用語解説 ……… 30

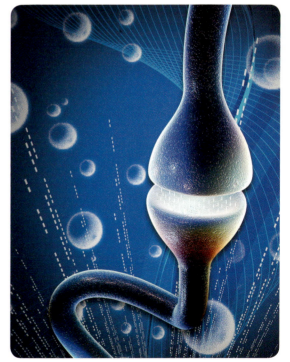

パート1

古代からのなぞ

生きている人間の頭のなかを割って見ることはできません。このため、脳の役割は長いあいだ、まったくわかっていませんでした。「心」は心臓にあると考えられていた時代もありました。

1 脳の手術は紀元前からおこなわれていた!

この写真は、現在のパレスチナで発見された、紀元前2200〜2000年ごろの人のものと見られる頭がい骨です。頭頂部の穴は、脳の手術のためにあけられたものではないかと考えられています。

1200年ごろから1533年まで南アメリカでさかえたインカ帝国の遺跡からも、頭がい骨に穴のあいた遺骨が多く発見されています（遺骨の時代は不明）。インカ帝国では頭をけがしたときなどに、治療として穴をあけていたのではないかと考えられています。

➡パレスチナのイェリコで1958年に発見された頭がい骨。頭がい骨に穴をあける手術は「頭部穿孔」とよばれている。

▼インカ帝国の遺跡マチュピチュ。現在のペルーの山あいにあり、世界遺産に認定されている。

パート❶ 古代からのなぞ

2 ミイラには脳はない！

紀元前3000年ごろから、エジプトでは古代エジプト文明がさかえました。この遺跡から発見されているミイラには、脳はないのがふつうです。たいていのミイラの頭がい骨のなかは、空っぽになっているのです。

人が死んだあと、内臓は1つひとつていねいに取りだされ、べつべつのつぼに入れられたのに対し、脳は、鼻の穴や眼球をはずしたあとの穴、こめかみのあたりにあけた小さな穴などからかきだされ、捨てられたと考えられています。このことから、脳がそれほど重要なものだとは考えられていなかったことがうかがわれます。

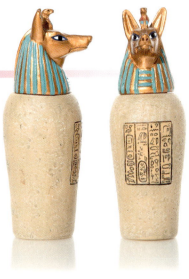

←ミイラをつくるとき、取りだした内臓はこのような「カノプスつぼ」におさめられたとされる（写真は復元されたイメージ）。

↓古代エジプトで、王の墓としてつくられたピラミッド。ピラミッドではこれまでに多くのミイラが発見されている。

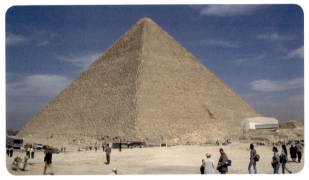

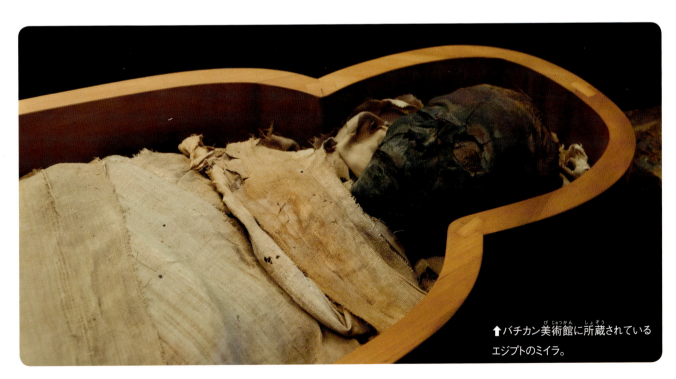

↑バチカン美術館に所蔵されているエジプトのミイラ。

③ 「医学の父」ヒポクラテス

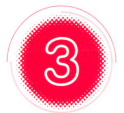

　紀元前に繁栄した古代ギリシャでは、文化がさかえ、政治や哲学などの学問も大きく発達しました。この時代に、医学も飛躍的に進歩しました。

　後世になって「医学の父」とよばれた古代ギリシャの医師ヒポクラテスは、当時原因がわかっていなかった「神聖病」（てんかんのことで、突然意識を失ったり、けいれんを起こしたりする発作が起きる病気）の原因が脳にあることを指摘し、「心が脳にある」という考えを提唱しました。

　このことは、脳のはたらきに関する人類史上はじめての発見だといわれています。

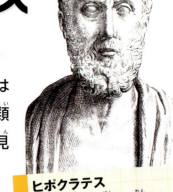

ヒポクラテス
（紀元前460〜前375年ごろ）

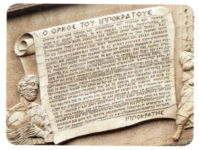

←ヒポクラテスが記した「ヒポクラテスの誓い」（写真は東京医科歯科大学にあるレリーフ）。現在も医師の守るべき倫理として重要視されている。

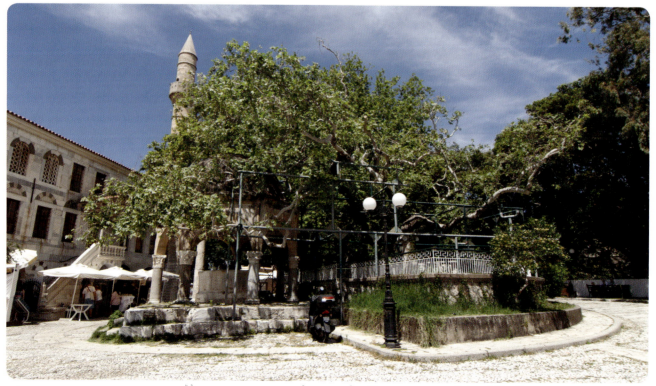

↑ヒポクラテスのうまれたギリシャのコス島にある「ヒポクラテスの木」。この木の下でヒポクラテスが弟子に医学を教えたとされている。

パート❶ 古代からのなぞ

④ ガレノスが考えた「霊気」とは?

ヒポクラテスの医学を受けついでローマに伝え、そこで医学を大きく発展させたのが、医学者ガレノスでした。

彼は、ヒポクラテスの時代から600年ほどあとの、ローマ帝国時代のギリシャにうまれた人。外科医として多くの解剖をおこない、人間のからだのしくみの解明に多大な功績を残しました。史上はじめて人間の脳を解剖した人ともいわれています。

ガレノスはヒポクラテスと同じように、人間の心は脳にあると考えていました。脳のなかに空洞があって、ちょうど水道管のなかを水が流れるように、脳の空洞を「霊気」という液体が流れ、人間の行動をつかさどっていると考えたといわれています。当時は浴場やトイレへ水を流すため巨大な水路が建設され、水道といえばもっとも進んだ技術でした。

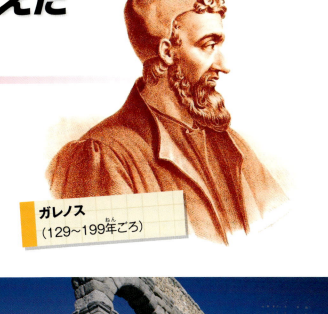
ガレノス（129〜199年ごろ）

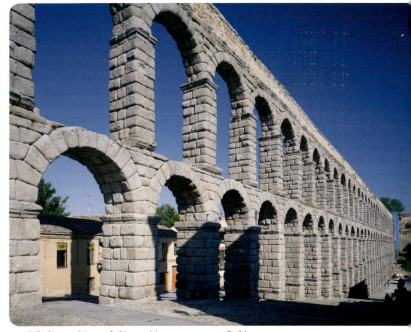
↑紀元前312年から紀元226年にかけ、ローマ帝国によってつくられた「ローマ水道」の一部（現在のスペイン、セゴビア）。

心は心臓にある?

ガレノスの医学は、その後長いあいだヨーロッパ医学界の主流となっていきましたが、心が脳にあるという考えについては、当時ほとんど受けいれられませんでした。なぜなら、からだをつかさどっているのは脳ではなく、心臓であるといった考えが古代から広く信じられていたからです。

古代ギリシャの哲学者としてよく知られるプラトン（紀元前427〜前347年）やアリストテレス（紀元前384〜前322年）も、心臓がからだをつかさどると考えていたといわれています。

5 ルネサンスの科学

古代ローマの時代から中世にかけて、ヨーロッパで人びとの考えの中心になったキリスト教は、人体の解剖を禁止していました。そのためもあって、脳研究はもちろん、医学は長いあいだ進歩しませんでした。脳に関する新しい発見もありませんでした。

ところが14世紀に入ると、イタリアで、古代ギリシャやローマの芸術や科学を復興しようとする動きがさかんになります。「ルネサンス」とよばれる運動が起こったこの時期、美術や文学などの芸術が花ひらき、コペルニクスやガリレオ・ガリレイなどが登場して、現代に通じる科学が大きく発展していきます。地動説がとなえられたのもこのころです。

ルネサンスの時期には、長いあいだ禁止されていた解剖が解禁されました。ルネサンスの代表的な芸術家で科学者であった**レオナルド・ダ・ヴィンチ**は、人体を解剖して、大量のスケッチをえがきました。彼のスケッチのなかには、頭のなかをえがいたものもありました。

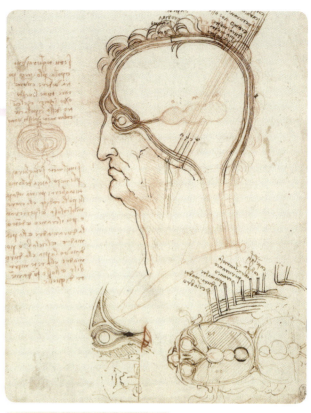

↑レオナルド・ダ・ヴィンチがえがいた図。頭のなかが3つの部屋にわかれている。
←頭がい骨を切りひらき、えがいたと思われるスケッチ。1489年のものと考えられている。

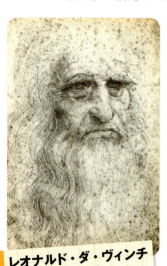

レオナルド・ダ・ヴィンチ
(1452〜1519年)

ところが、解剖学にも通じたダ・ヴィンチは、じつは医学に興味があったというよりも人体をくわしくかきあらわすことがおもな目的だったともいわれ、脳や内臓の機能については解きあかそうとはしませんでした。

この時期、こうして人間のからだのなかがどうなっているか、それまでとくらべればかなりよくわかってきました。しかし、内臓の機能、まして脳がもつ役割は、ほとんど明らかになっていませんでした。

パート❶ 古代からのなぞ

⑥ ヴェサリウスの解剖学

レオナルド・ダ・ヴィンチのあとにあらわれたのが、解剖学者のアンドレアス・ヴェサリウスです。彼は現在のベルギーにうまれ、イタリアをはじめヨーロッパ全域で活躍。人体解剖を数多くおこなって現代の解剖学の基礎をきずきました。

彼は、1543年に『ファブリカ』（『人体の構造についての七つの書』）を発表。1000年以上前のガレノスの知識にたよっていた当時の医学を、大きく前進させました。

このなかには頭がい骨内部の解剖図もあり、脳の構造がきわめてくわしくえがかれています。これほどまでに正確な図がこの時代にえがかれたことは、いまでも驚くべきことだとされています。

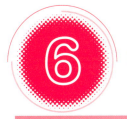

アンドレアス・ヴェサリウス
（1514〜1564年）

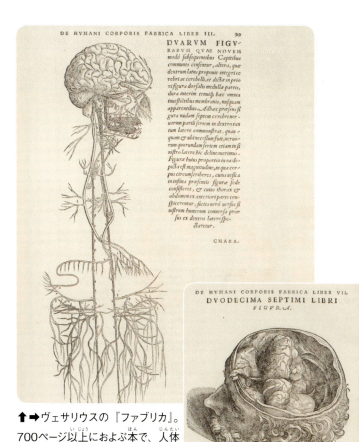

↑➡ヴェサリウスの『ファブリカ』。700ページ以上におよぶ本で、人体の図や解説が細かく記されている。

国立大学法人東京医科歯科大学図書館所蔵

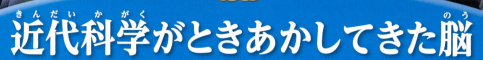

パート2 近代科学がときあかしてきた脳

ルネサンス以降、近代科学は急速に進歩します。天文学、物理学、化学などあらゆる研究が進み、多くのことが科学的に明らかになっていきました。脳の研究も進みはじめました。

1 コルクから細胞を発見

レオナルド・ダ・ヴィンチがえがいた、頭のなかのようすがわかる絵（→8ページ）からは、頭のなかに3つの部屋があると考えられていたことがうかがわれます。

この考えは、ダ・ヴィンチの時代よりずっと前、ガレノスのころからあったもので、頭のなかには3つの「脳室」があり、人の意識をつかさどるというものでした。天才といわれるダ・ヴィンチでさえ、この考えからぬけだせていなかったのです。

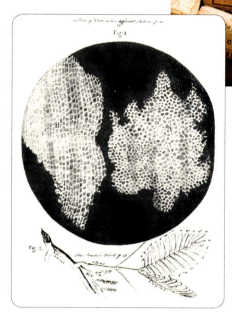

↑樹皮を乾燥させてつくられるコルク。ワインの栓などにつかわれる。1つひとつの細胞のなかは空洞のため、軽くて弾力がある。

←フックがえがいたコルクの細胞壁のスケッチ。

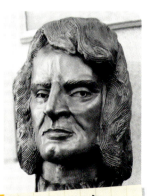

ロバート・フック
（1635～1703年）

一方で17世紀に入ると、高性能な望遠鏡や顕微鏡が次つぎに発明されていきます。

イギリスの科学者ロバート・フックは、あるとき顕微鏡をつかってコルクを拡大して観察していたといいます。そして、うすく切ったコルクの断面が、たくさんの小さな部屋のようになっているのを発見。彼は、これを「小部屋」という意味の「cell（細胞）」と名づけ、1665年に発表しました。ただし現在では、フックが観察したものは細胞のぬけがら（細胞壁）だったことがわかっています。

パート❷ 近代科学がときあかしてきた脳

② 脳の解明の土台がしだいに固まってきた！

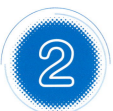

19世紀に入るとさらに多くの細胞が観察されるようになり、コルクだけではなく、さまざまな生物が細胞からできていることがわかってきました。そして出てきたのが「細胞説」という考え方です。

細胞説とは、生物の基本的な単位が細胞である（生物は細胞の集まりでできている）という考え方のことで、ドイツの**マティアス・シュライデン**と**テオドール・シュワン**によって提唱されたものです。

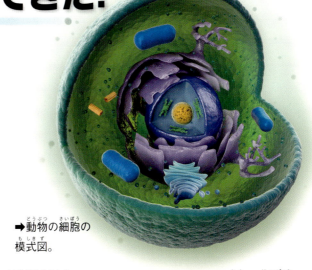

➡動物の細胞の模式図。

植物学者のシュライデンは1838年に発表した論文で、植物が細胞からなりたっているとする説をとなえ、医者・生理学者のシュワンは翌年に発表した論文で、植物だけでなく動物も細胞からなりたっていると提唱しました。

彼らは多大な業績を残したものの、「核が成長して細胞になる」という、いまでは誤りとされる説もとなえていました。それでもこの時期に現代の脳研究の土台がしだいに固まっていったことは確かです。

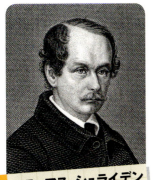
マティアス・シュライデン
（1804〜1881年）

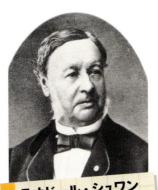
テオドール・シュワン
（1810〜1882年）

🎓 脳と「骨相学」

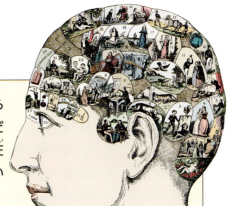

18世紀には「骨相学」とよばれる研究がありました。脳は、右の図のように「音」「時間」「言語」「希望」などの領域に細かくわかれていて、それが頭がい骨の形にも影響するというものです。この研究では、ドイツの医者フランツ・ガル（1758〜1828年）が知られています。ただし骨相学は、現在では否定されています。

③ 脳細胞が見えてきた！

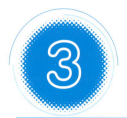

カミッロ・ゴルジ
（1843〜1926年）

19世紀、イタリアの科学者のカミッロ・ゴルジは、細胞に色をつけて細胞どうしの境界をくっきり見えるようにする方法をあみだしました。細胞の1つひとつはとても小さく、顕微鏡で見ようとしても、そのままではすけて重なり、はっきりと見えなかったのです。

細胞のなかにある「ゴルジ体」とよばれるものは、このゴルジが発見したことにより名づけられたものです。

その後、ゴルジがうみだした染色方法により、脳の細胞の解明も急速に進んでいきます。ゴルジは、脳のなかでは細長い細胞が網の目のようにからまり、その網の目のなかを電気が通ることによって脳がはたらいていると考えました。

ゴルジ体

細胞のなかにある小さな器官の1つで、ふくろのようになった膜が何枚か重なった形をしています。体内のタンパク質を加工し、移動させるはたらきをもつと考えられています。

↑動植物の細胞にあるゴルジ体。

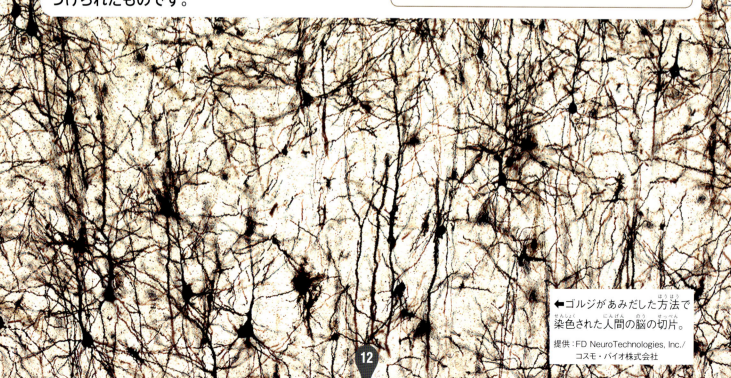

←ゴルジがあみだした方法で染色された人間の脳の切片。
提供：FD NeuroTechnologies, Inc./コスモ・バイオ株式会社

④ ゴルジと カハールの対立

一方、ゴルジの説に反対する研究者も出てきました。スペインの解剖学者のサンティアゴ・ラモン・イ・カハールです。

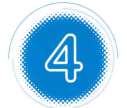

サンティアゴ・ラモン・イ・カハール
（1852〜1934年）

彼は、ゴルジの方法にならって細胞を染色し、くわしく観察した結果、脳の細胞の1つひとつは、ほかの細胞とくっついていないことを発見しました。細胞どうしのあいだにはわずかなすきまがあって、このすきまを電気が通ったり通らなかったりすることによって、情報を伝達しているのではないかと考えたのです。ところがカハールの説は当初、広く認められず、ゴルジもまったく相手にしなかったといわれています。

しかしその後、脳の研究が進むにつれて、カハールの説のほうが正しいことがじょじょにわかってきました。カハールの説はその後広く認められ、現在の「脳の神経細胞（ニューロン）どうしのすきまを電気が流れ、信号として伝わる」という考え方が確立していきました。

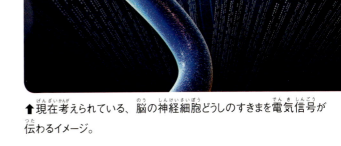

↑現在考えられている、脳の神経細胞どうしのすきまを電気信号が伝わるイメージ。

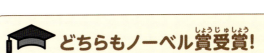 **どちらもノーベル賞受賞！**

1906年、ゴルジとカハールは同時にノーベル賞を受賞しました。ゴルジの染色法と、それにもとづくカハールの研究がどちらも評価されたのです。ただしゴルジは、自分の方法をつかいながら、ちがった結論を出したカハールの受賞をおもしろく思わなかったともいわれています。

5 ペンフィールドの「脳地図」とは？

カナダの医師である**ワイルダー・ペンフィールド**は、「脳地図」とよばれる図をつくったことで、世界じゅうで知られています。

彼は、脳のさまざまな部分に電気刺激をあたえ、からだの反応との関係をくわしく調べました。その結果、脳の各部分は、顔、手、足など、それぞれからだの決まった部分につながっていて、脳から各部分に信号を送っていることを明らかにしました。このことからつくられたのがペンフィールドの脳地図とよばれるもの（下の図）で、脳のどの範囲が、からだのどの部分に影響しているかを示したものです。

この図は、大脳にある「運動野」と「体性感覚野」という部分を、それぞれ図の点線に沿って切ったものです。よく見ると、手やくちびる、舌の比率が、実際のからだよりもとても多く、胴体や腕の比率は少なくなっていることがわかります。これは、手などに影響する脳の範囲が大きいことをあらわしています。

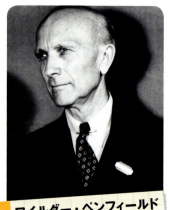
ワイルダー・ペンフィールド
（1891〜1976年）

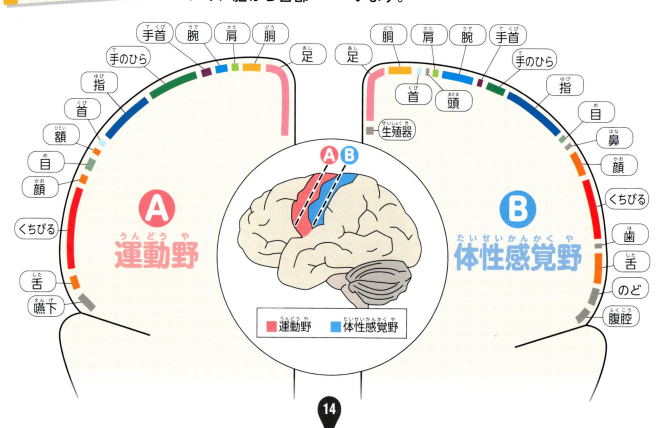

パート❷ 近代科学がときあかしてきた脳

❻ 奇妙な人間の模型

ペンフィールドの脳地図を、立体的にあらわした模型があります。ペンフィールドのホムンクルスとよばれています。

この奇妙な模型は、くちびるや手など、脳地図で大きな割合を占める部分が大きく、そうでない部分は小さく形づくられています。これは、くちびるや手などの皮膚が、より広い範囲の脳と関係していることを示しています。

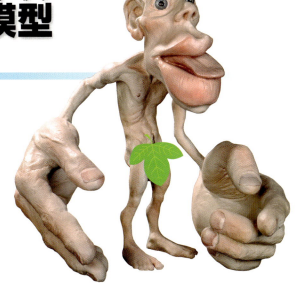

↑ペンフィールドの「ホムンクルス」。ロンドン自然史博物館に所蔵されている模型。

© The Trustees of the Natural History Museum, London

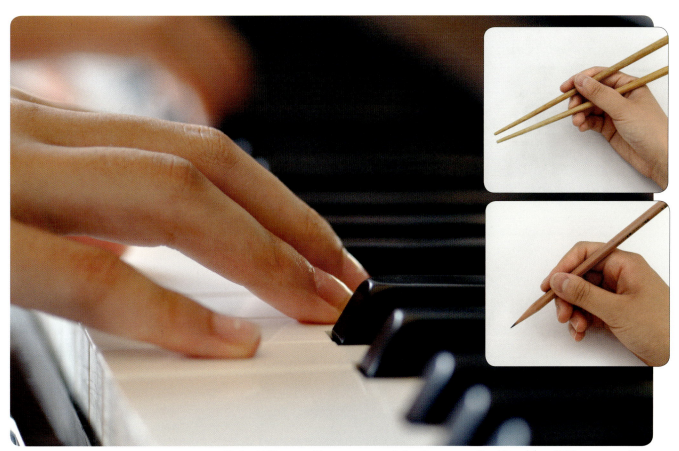

↑楽器を演奏したり、箸をつかったり、文字を書いたりと、手の細かな動きが必要となることは多い。

7 脳研究を前進させた奇妙な患者の脳

フランスの医師ピエール・ポール・ブローカは1861年、とてもかわった人と出会いました。その人は、ほかの人が話す言葉は理解できているものの、自分では「タン」という言葉しか発することができなかったのです（このため「タン」とよばれていた）。

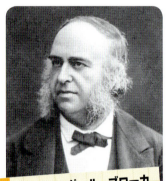
ピエール・ポール・ブローカ
（1824〜1880年）

ブローカがタンの死後、脳を解剖すると、脳の一部に損傷があることを発見。そして、この部分が言葉を話す能力とかかわっているのではないかと考えました。

その後、ブローカは研究を重ね、現在「前頭前野」とよばれる部分のうしろ側が、言葉を話すことに関係していることを発表しました。このため、この部分は現在、「ブローカ野」とよばれています。

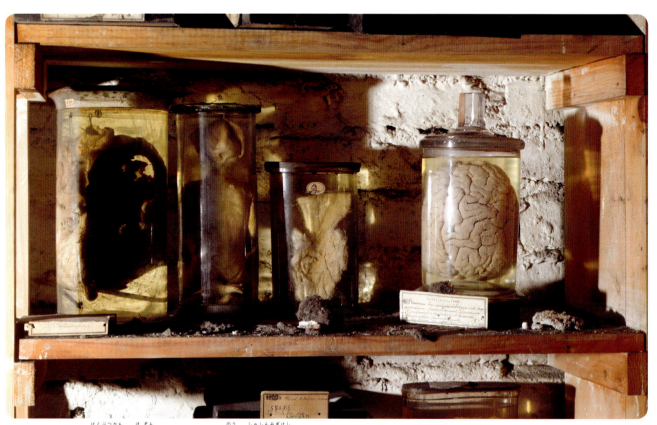
↑フランス・パリの博物館で保存されているタンの脳（写真右端）。

パート❷ 近代科学がときあかしてきた脳

一方ドイツの医師カール・ウェルニッケが出会った患者も、とてもかわった病気をもっていました。

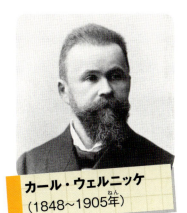

カール・ウェルニッケ
（1848〜1905年）

その患者は話をすることはできるのですが、人の話す言葉が理解できず、話している内容がめちゃくちゃで、会話にならなかったといいます。

その患者の死後、ウェルニッケが脳を調べたところ、ブローカ野とは別の部分が損傷していることがわかりました。

ウェルニッケの発見した部分は、現在「側頭葉」とよばれる部分にあり、そこは「ウェルニッケ野」とよばれるようになりました。その後の脳科学の進歩により、このウェルニッケ野が言葉を理解する能力にかかわっていることが証明されました。

このように、ブローカとウェルニッケの発見により、言葉を話す部分と言葉を理解する部分が、それぞれ脳のなかに存在することがわかったのです。

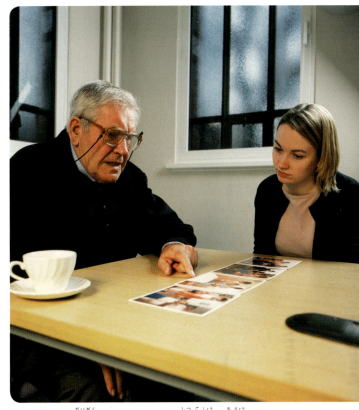

↑イギリスの大学でおこなわれている失語症の治療のようす。

2つの失語症

現在では、ブローカ野に障がいがある人は「言葉を理解できるのに話せない」というタイプの失語症（言葉に障がいがある状態）になることがわかっています。この失語症はブローカ失語とよばれています。一方、ウェルニッケ野に障がいがあると、いいまちがいが多くなるなど、「言葉を話せるのに理解できない」といった「ウェルニッケ失語」とよばれる失語症になることが知られています。

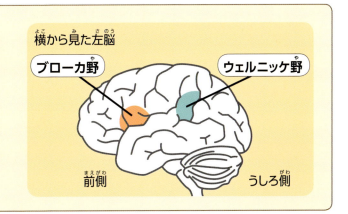

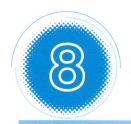

鉄の棒が脳にささった！

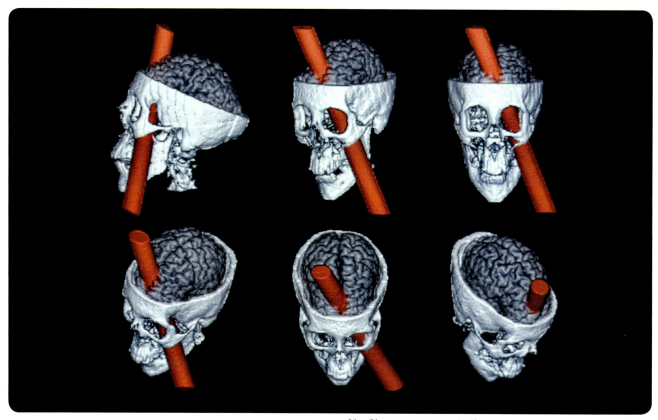

↑ゲージの脳に棒がささったようすを解析するためつくられたコンピューター画像。

　1848年、アメリカの鉄道の工事現場で大事故が起こりました。ダイナマイトが爆発し、そのいきおいで太く長い鉄の棒が飛ばされて、作業をしていた25歳の現場監督フィニアス・ゲージ（1823～1860年）のほおを上へつらぬいたのです。しかし、信じられないことに彼は一命をとりとめ、入院してしばらくして回復しました。

　ところが退院したゲージは、事故の前とは、人格が大きくかわっていました。熱心に仕事をし、仲間から信頼されていた人物だったはずが、非常におこりっぽく暴力的で、仕事も計画的にできない人間になってしまったのです。ゲージを知っていた人たちは、それを見て「もはやゲージではない」といったといいます。

　それだけの大事故から奇跡の生還をしたのだからしかたないとも思えますが、彼の性格の変化は、事故のショックによるものではありませんでした。

パート❷ 近代科学がときあかしてきた脳

　ゲージの死後の調査・研究により、彼の変化は、脳のなかの「前頭前野」の一部が傷つけられたせいだったことが判明。このことから、脳が人間の性格をつかさどっていることがわかりました。そして、脳のなかでも前頭前野が、感情をコントロールする役割をはたしていることがわかり、現代の脳研究の成果につながっていったのです。

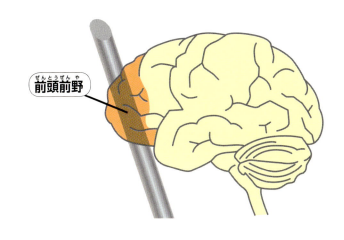
前頭前野

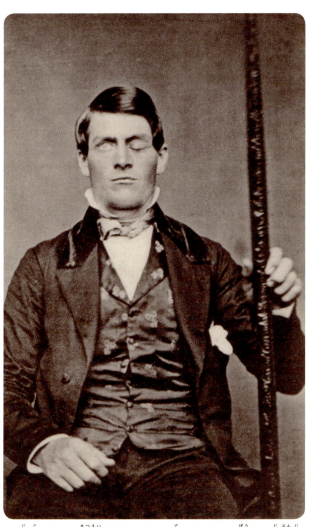
↑事故のあとに撮影されたゲージ。手にもっている棒は、自分自身の脳にささったものだとされている。ゲージは事故から12年後に、てんかん発作が原因で亡くなった。

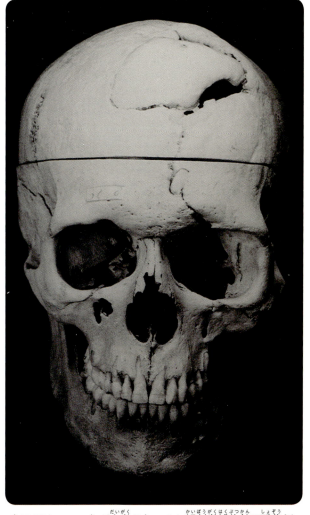
↑アメリカ・ハーバード大学のウォーレン解剖学博物館に所蔵されているゲージの頭がい骨。

提供：The Warren Anatomical Museum in the Francis A. Countway Library of Medicine

⑨ 悲劇からうまれた脳科学の進歩

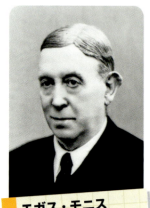

エガス・モニス
(1874〜1955年)

ポルトガルの医師エガス・モニスと同僚のアルメイダ・リマは、人間の脳の神経線維を切断し、脳の前頭葉とよばれる部分を切りはなす手術に、1936年に成功。こうすることで、うつ病など心の病気を治療することができるとされていたのです。

額の横にあけた小さな穴や、眼球のすき間からメスを入れて脳を切断するという手術は、いま考えるとなんともおそろしい気がしますが、この手術によりはげしい不安や異常な行動が改善するとされ、数十年ものあいだ、多くの人に施術されました。モニスはこの功績で1949年にノーベル賞を受賞しました。

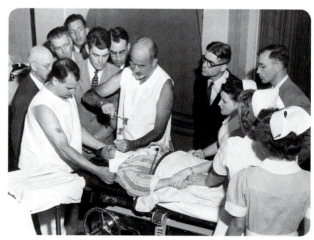

↑アメリカの医師フリーマンによるロボトミーの手術（1949年）。

↓図のように、眼球のすき間から脳へメスを入れるなどして手術をおこなった。

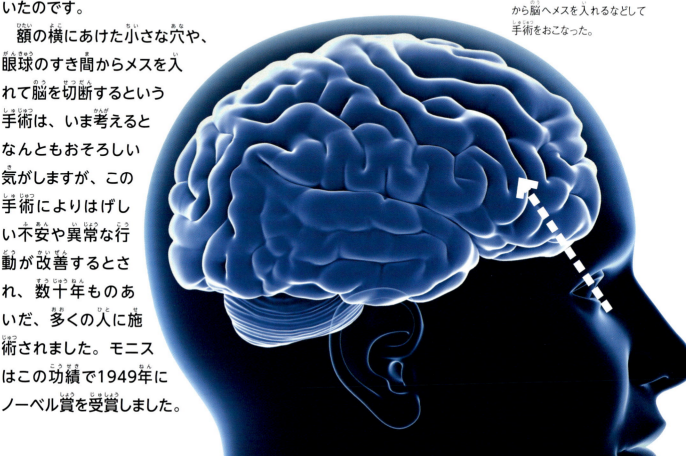

パート② 近代科学がときあかしてきた脳

モニスとリマのおこなった手術は、アメリカのウォルター・フリーマンとジェームズ・ワッツによって改良され、ロボトミー（前頭葉切断手術）として確立されました。ところが、ロボトミーには治療の効果以上に深刻な副作用があることがしだいにわかり、問題になりました。

手術を受けた人は、他人とうまくコミュニケーションができなくなったり、何事に対しても無関心になったりするなど、人格がかわってしまいました。手術前と手術後とでは、まったくちがう人間になってしまったのです。

ロボトミーは、患者に人間として大切なものをうしなわせてしまうとされ、1975年ごろまでにはおこなわれなくなりました。

その後アメリカなどでは、ロボトミーによって廃人にされたと主張する患者の家族などが、モニスのノーベル賞取り消しをもとめる運動をおこなっています。

ところが、こうした悲劇によって、感情や思考をつかさどっている機能が脳にあることが明確になり、脳研究のさらなる進歩につながったのも事実でした。

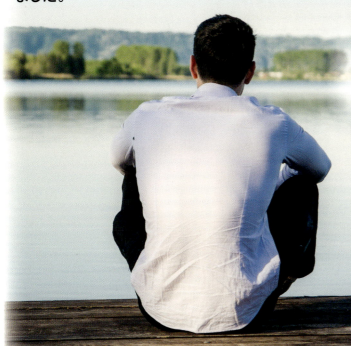

←ロボトミーにより、気力をなくすなど人格がかわってしまうことも多かったという（写真はイメージ）。

 映画「カッコーの巣の上で」

1975年にアメリカで公開された映画「カッコーの巣の上で」には、精神病院に入っている主人公がロボトミーを受ける場面があります。手術のあとはそれまでの行動的な性格がすっかりかわり、気力がなく言葉もうまく話せない人間になってしまうようすが、映画のなかでつぶさにえがかれています。

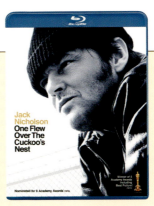

←「カッコーの巣の上で」のブルーレイジャケット。

『カッコーの巣の上で』
ブルーレイ 2,381円＋税
DVD 1,429円＋税
ワーナー・ブラザース・ホームエンターテイメント

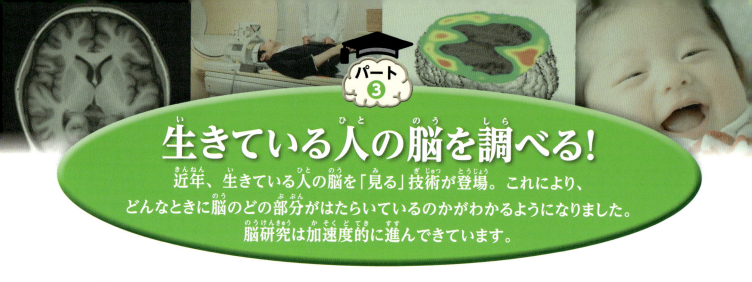

パート3 生きている人の脳を調べる！

近年、生きている人の脳を「見る」技術が登場。これにより、どんなときに脳のどの部分がはたらいているのかがわかるようになりました。脳研究は加速度的に進んできています。

1 脳の構造の画像化・X線CT

ロボトミーにいたるまでの脳の研究により、すでに脳と心が関係していることはわかってきましたが、そこから先の脳研究はなかなか進みませんでした。その理由としてあげられるのが、生きている人間の脳を研究することができなかったことです。

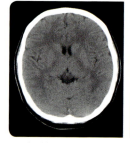

↑X線CTで撮影された脳の断面図。

提供：東北大学加齢医学研究所 瀧靖之、武藤達士

ところが、脳を画像化する（写真にうつし見えるようにする）技術ができてからは、脳研究が飛躍的に進歩しはじめました。1895年、ドイツの物理学者ヴィルヘルム・レントゲンがX線を発見。からだを通りぬけるX線を写真フィルムなどに焼きつけ、からだのなかの構造をうつしだすことができるようになりました。

脳の画像化は、このX線技術を応用したもので、イギリスのゴッドフリー・ハウンズフィールドが1970年代に発表したX線CTにより可能となりました。からだのまわりの全方位からX線をあて、断面を画像にすることで、脳の内部を輪切りにした状態で見ることができるようになったのです。

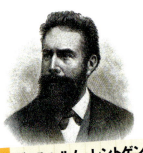

ヴィルヘルム・レントゲン（1845〜1923年）

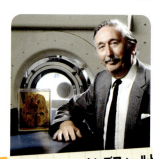

ゴッドフリー・ハウンズフィールド（1919〜2004年）

パート❸ 生きている人の脳を調べる！

❷ 脳研究がこの数十年で一気に進んだわけとは？

X線CTをはじめとした脳の画像化技術が開発される前、脳を調べるためには、死んだ人の頭を切りひらいてなかを見るしか方法はありませんでした。しかしそれでは、生きている脳のどこがどのようにはたらいているかわかりません。

ところが最近になって、脳を画像化する技術や、脳波をくわしく調べる技術がどんどん進歩してきました。その結果、健康な脳のはたらきを見ることができるようになり、脳がどのようにはたらいているか、脳の病気がどこにあるかなどがわかるようになってきました。

脳の研究は、この数十年で一気に進んできたといわれています。脳のどの部分が五感と関係しているか、言葉をつかさどる部分はどこか、からだを動かす部分は……など、いまでは、脳のそれぞれの部分の役割が明確になってきています。

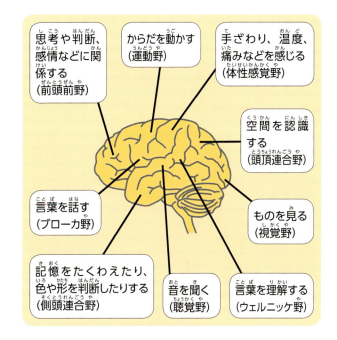

思考や判断、感情などに関係する（前頭前野）
からだを動かす（運動野）
手ざわり、温度、痛みなどを感じる（体性感覚野）
空間を認識する（頭頂連合野）
言葉を話す（ブローカ野）
ものを見る（視覚野）
記憶をたくわえたり、色や形を判断したりする（側頭連合野）
音を聞く（聴覚野）
言葉を理解する（ウェルニッケ野）

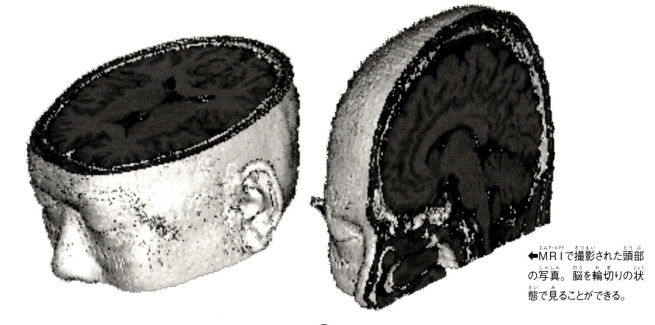

←MRIで撮影された頭部の写真。脳を輪切りの状態で見ることができる。

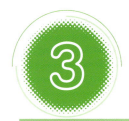
脳のはたらきを調べるには?

　X線の発見では、脳の形を見ることができるようになりました。一方で、脳の「変化」を目で見ることができるようになったのは、脳波の発見が最初です。

　脳のなかで電気活動が起こっているという考えは、1875年、イギリスの科学者リチャード・カートン（1842～1926年）によってはじめて提唱されました。彼はウサギやサルなど、生きている動物の脳に2本の電極をおき、そのあいだに電気が流れることを観察。電気が脳のはたらきと関係していると考えたのです。

　さらに半世紀がすぎた1929年、ドイツの精神科医ハンス・ベルガー（1873～1941年）が脳波に関する論文を発表しました。

　脳波が注目されるようになったのは、イギリスの生理学者でノーベル賞受賞者であるエドガー・エイドリアン（1889～1977年）が1930年代にベルガーの実験を追試し、脳波の存在を証明したときでした。結果、エイドリアンにより、ベルガーは人間の脳波の発見者としてその名を残すことになったのです。エイドリアンは、ベルガーの業績をたたえ、脳波のことを「ベルガーリズム」とよびました。

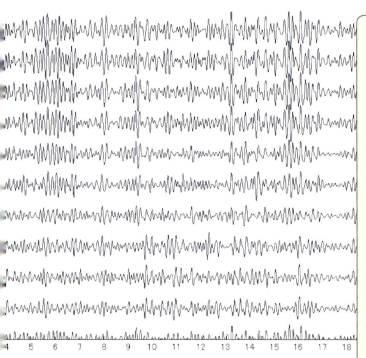

↑人の脳波を記録したもの。

脳波の測定

　脳波には、波長によってδ波、θ波、α波、β波の4種類があります。これらを、頭につけた電極によって感知してコンピューター上に波形で記録します。脳科学の進歩により、現在では4種類の脳波のあらわれ方によって、てんかんや脳腫瘍など、病気の可能性をさぐることができるようになりました。

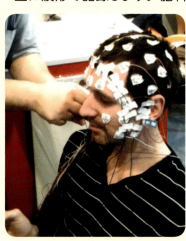

➡頭部に電極をつけ、電気活動を記録する。

パート③ 生きている人の脳を調べる！

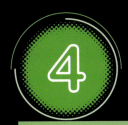

④ 「ポジトロン断層法」で脳のはたらきが見える

　脳波の発見により、脳に関する研究はさかんになっていきました。脳を傷つけることがなく（「非侵襲的」という）、脳の時間的な変化を見ることができるからです。

　そして1970年代ごろからさかんに開発されはじめたのが、PET（ポジトロン断層法）という技術です。これは、検査薬を注射などによって体内に入れ、特殊なカメラで撮影することで、体内のようすを調べるというものです。認知症や脳機能障害の診断などに有効とされ、1980年代からはPETをつかい、心の動きと脳の関係を調べる実験がおこなわれるようになりました。

　ただしPETでは、撮影に放射線がつかわれます。放射線は人間のからだに大量に照射すると悪影響をおよぼす恐れがあり（「侵襲的」という）、また、かなり大がかりな装置が必要でした。

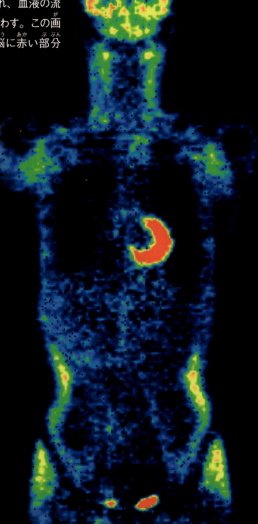

➡ PET（ポジトロン断層法）で撮像した人間の全身のブドウ糖代謝画像。色が青から黄、赤に近づくほど、ブドウ糖の代謝が活発におこなわれ、血液の流れが多いことをあらわす。この画像では、心臓や脳に赤い部分が集中している。

コンピューターゲーム中
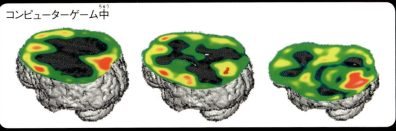

単純計算中
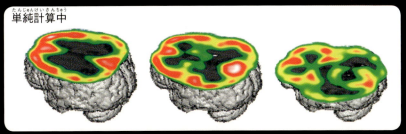

↑PETによる脳の断面画像。上はコンピューターゲームをしているとき、下は単純な計算をしているときのもの。ゲームをしているときよりも、計算をしているときのほうが、脳が活発にはたらいている。

25

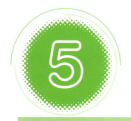

「機能的MRI」が明らかにした脳

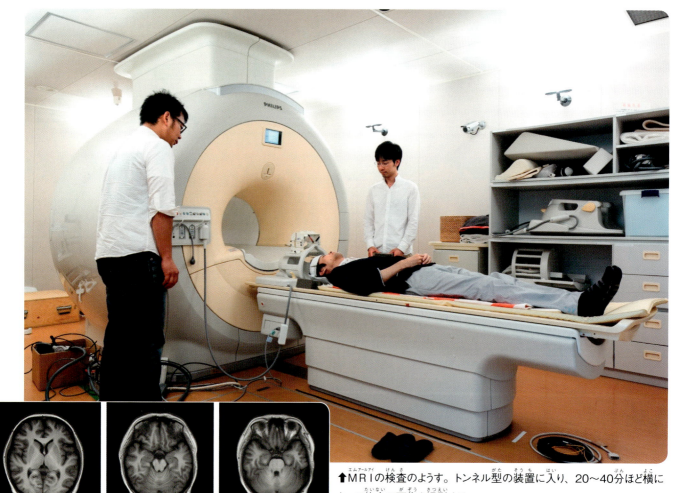

↑MRIの検査のようす。トンネル型の装置に入り、20〜40分ほど横になって体内の画像を撮影する。
←MRIで撮影された脳の断面図。

提供：東北大学加齢医学研究所 瀧靖之、武藤達士

　1990年代からは、MRIを応用して脳のはたらきが調べられるようになりました。
　MRIとは「磁気共鳴画像法」ともよばれ、アメリカの化学者ポール・ラウターバー（1929〜2007年）とイギリスの物理学者ピーター・マンスフィールド（1933年〜）によって開発された技術です。X線CTのようにからだの断面を撮影することができますが、X線ではなく、強い磁石と電波をつかってからだの断面を画像化します。
　放射線の一種であるX線をつかった撮影とちがい、MRIには人間のからだに悪影響をおよぼす心配がなく、急速に広がっていきました。

パート❸ 生きている人の脳を調べる！

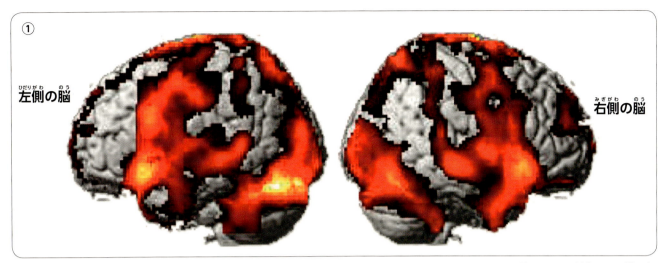

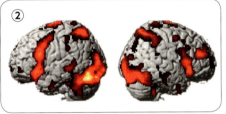 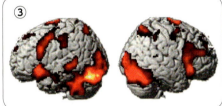

←↑fMRIをつかって測定された脳の活動のようす。①は日本語の文章を音読しているとき、②は意味のない文字を黙読しているとき、③は日本語の文章を黙読しているとき。②と③はあまり差がなく、①のときに脳がもっとも活発にはたらいている。

　MRIの技術を応用して1992年に開発され、脳のはたらきに関する研究を一気に進めたのが、「機能的MRI（fMRI）」とよばれるものです。

　fMRIの技術は、血液のなかのヘモグロビン（酸素を運ぶ物質）の流れを強い磁力によって調べるというもの。脳は、活動するときに酸素をたくさん消費するため、ヘモグロビンが酸素を運んでいる場所を見ることで、脳のどの部分が活動しているか調べることができるのです。

　この発見で、脳の変化をかんたんに調べることができるようになりました。すでに病院などで広くつかわれていたMRIによって実験ができることもあり、脳研究はますます進んでいったのです。

開発者は日本人！

　fMRIを開発したのは、東北福祉大学の小川誠二特任教授（1934年〜）です。小川教授は東京大学を卒業し、アメリカでの研究中に、磁気によってヘモグロビンを検知する原理を発見しました。この功績により、2015年現在、ノーベル賞の有力な候補者とされています。

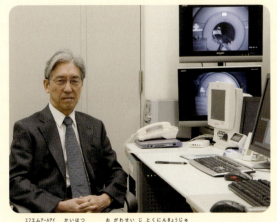

↑fMRIを開発した小川誠二特任教授。提供：東北福祉大学

⑥ 光の力で脳のはたらきを調べる

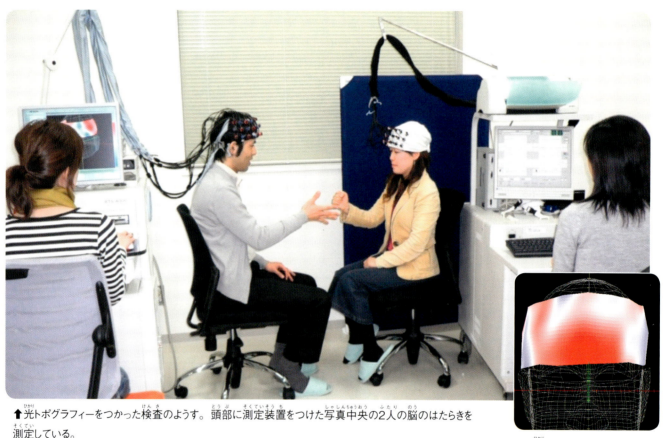

↑光トポグラフィーをつかった検査のようす。頭部に測定装置をつけた写真中央の2人の脳のはたらきを測定している。

↑光トポグラフィーをつかって計測された、写真を見ているときの前頭前野の活動。色が青から赤にかわるほど活発にはたらいている。

　近年、うつ病の診断の助けになるなどと期待され、厚生労働省の「先進医療」にも指定されているのが、「光トポグラフィー」という技術です。1993年に基礎となる技術が開発され、日本でとくに実用化の取りくみが進んでいます。

　光トポグラフィーは、頭につけた装置から特定の波長をもつ光（近赤外光）をあてて、脳を流れる血液の量の変化を調べます。これにより、脳が活発にはたらいているかどうかを見ることができます。たとえば、言葉を話しているとき、計算しているとき、手を動かしているときなどの脳のようすを調べることができるのです。

　光トポグラフィーは、MRIなどとくらべて小さな装置で測定ができます。このため、測定される人にとって、ふだんと近い状態で検査をおこなうことができ、検査に対する精神的な負担が少ないといわれています。

パート❸ 生きている人の脳を調べる！

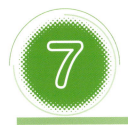

7 心は、ほんとうに脳にあるのか？

　近年、人間の思考や記憶をつかさどる役割をはたしているのは脳であることがしだいにはっきりしてきました。結果、心をつかさどるのが脳であると考えられるようになってきました。

　人間の「心」というものについては、哲学や心理学などさまざまな分野から研究がおこなわれています。そして、「心はどこにあるのか」という問題については、あらゆる立場から考えるべきで、医学的な判断だけで結論づけることはできないといわれています。

　医学的に見て脳の機能が失われているにもかかわらず、人工呼吸器などでからだは生きている状態のことを「脳死」といいます。脳死の状態にある人は、意思をもって動いたりすることはできませんが、心臓をはじめ、からだの機能ははたらいています。ところが、「心」が脳そのものであるというなら、心臓が動いていても、その人はすでに死んだことになるのです。

　現在、脳の研究が進歩したといっても、まだまだ明らかになっていないこともたくさんあります。人間の脳はとても複雑で、かんたんに解きあかせるものではないといわれています。脳のひみつが完全に解きあかされるには、今後まだまだ時間がかかると見られています。

↓喜怒哀楽といった感情も脳でつくりだされることがわかっている。

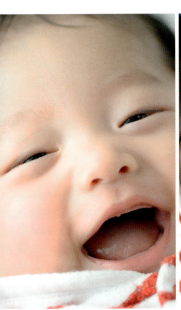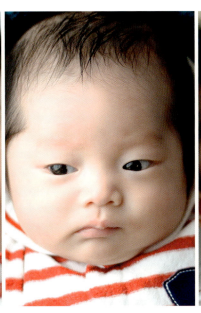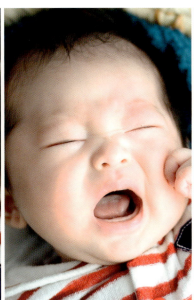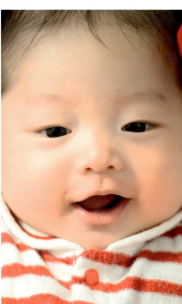

さくいん・用語解説

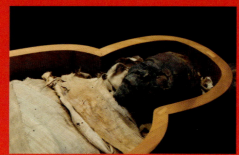
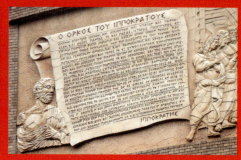

あ行

- アメリカ …… 18、21、26、27
- アリストテレス ……………… 7
- アルメイダ・リマ ………… 20
- アンドレアス・ヴェサリウス … 9
- イギリス ………… 22、24、26
- イタリア ……………… 8、9、12
- インカ帝国 ………………… 4
- ヴィルヘルム・レントゲン … 22
- ウェルニッケ野 …………… 17
- ウォルター・フリーマン … 21
- うつ病 ………………… 20、28
- エガス・モニス …………… 20
- エジプト …………………… 5
- X線 ……………… 22、24、26
- X線CT …………… 22、23、26
- エドガー・エイドリアン … 24
- MRI ……………… 26、27、28
- 小川誠二 …………………… 27

か行

- カール・ウェルニッケ …… 17
- 解剖 ………………… 7、8、9
- 「カッコーの巣の上で」 …… 21
- カナダ ……………………… 14
- カミッロ・ゴルジ ………… 12
- ガリレオ・ガリレイ ………… 8
- ガレノス …………… 7、9、10
- 機能的MRI(fMRI) … 26、27
- ギリシャ …………………… 7
- キリスト教 ………………… 8
- 近赤外光 ………………… 28
  - ▶人間の目に見える光(可視光線)よりも波長の長い光で、波長がおよそ800〜2500nm(1nmは1mmの100万分の1)のもの。光トポグラフィー検査には800nm前後の光がつかわれる。
- 顕微鏡 ……………… 10、12
- 古代ギリシャ ……… 6、7、8
- 古代ローマ ………………… 8
- 骨相学 …………………… 11
- ゴッドフリー・ハウンズフィールド ………………… 22
- コペルニクス ……………… 8
- コルク ……………… 10、11
- ゴルジ体 ………………… 12

さ行

- 細胞 ……… 10、11、12、13
- 細胞説 …………………… 11
- 酸素 ……………………… 27
- サンティアゴ・ラモン・イ・カハール ………………… 13
- ジェームズ・ワッツ ……… 21
- 磁気共鳴画像法 ………… 26
- 失語症 …………………… 17
  - ▶言葉に障がいがある状態。脳のけがや病気によって起こることがわかっている。
- 神経細胞 ………………… 13
- 神聖病 …………………… 6
- 心臓 ………………… 4、7、29
- 水道管 …………………… 7
- スペイン ………………… 13
- 先進医療 ………………… 28
- 前頭前野 …………… 16、19
- 側頭葉 …………………… 17

た行

- タン ……………………… 16

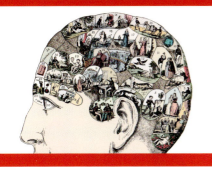
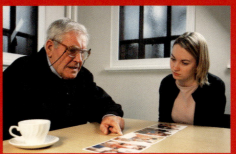
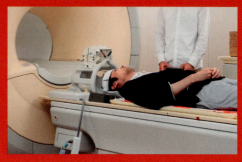

テオドール・シュワン ………… 11
てんかん ………………… 6、24
ドイツ …… 11、17、22、24

な行

脳死 ………………………… 29
脳室 ………………………… 10
脳地図 ………………… 14、15
脳波 …………… 23、24、25
ノーベル賞
　……13、20、21、24、27

は行

パレスチナ ……………………4
ハンス・ベルガー …………… 24
ピーター・マンスフィールド
　………………………………26
ピエール・ポール・ブローカ … 16
光トポグラフィー …………… 28
ヒポクラテス ………………6、7
『ファブリカ』…………………9
フィニアス・ゲージ ………… 18
プラトン ………………………7

フランス ……………………… 16
フランツ・ガル ……………… 11
ブローカ野 …………… 16、17
PET ………………………… 25
ヘモグロビン ………………… 27
　▶セキツイ動物（背骨をもつ動物）の血液の赤血球にふくまれるタンパク質。酸素と結合して、肺から全身へ酸素をわたす役割をもつ。
ベルガーリズム ……………… 24
ベルギー ………………………9
放射線 ………………… 25、26
　▶原子核反応などによって放出される粒子の流れや電磁波で、α線、β線、γ線、中性子線などがある。自然界にもわずかに存在するが、大量にあびると人体に悪影響をおよぼす。
ポール・ラウターバー ……… 26
ポジトロン断層法 …………… 25
ホムンクルス ………………… 15
ポルトガル …………………… 20

ま行

マティアス・シュライデン …… 11
ミイラ …………………………5

ら行

リチャード・カートン ……… 24
ルネサンス ……………… 8、10
霊気 ……………………………7
レオナルド・ダ・ヴィンチ
　………………………… 8、9、10
ローマ ………………………7、8
ローマ帝国 ……………………7
ロバート・フック …………… 10
ロボトミー …………… 21、22

わ行

ワイルダー・ペンフィールド
　……………………………… 14

■ 監修

川島　隆太（かわしま　りゅうた）

1959年千葉県生まれ。医学博士。東北大学医学部卒、同大学院医学研究科修了。スウェーデン・カロリンスカ研究所研究員などを経て、現在、東北大学加齢医学研究所所長。専門は脳機能イメージング研究。任天堂「脳を鍛える大人のDSトレーニング」の監修者。著書に『さらば脳ブーム』（新潮新書）、『脳を鍛える大人のドリル』（くもん出版）ほか多数。

■ 写真提供（敬称略）

(p23、p24左、p24右、p25左、p25右、p26上、p27上、p28上、p28右) 川島隆太
(P4左、p8右上、p8右中、p9左、p10左下、p11右下、p14左上、p16下、p17右中、p18、p19右、p20上左、p20右上、p22右下) amanaimages
(p5右上) ©Theresa Mount - Fotolia.com
(p5下) ©Sjankauskas ¦ Dreamstime.com
(p6右上) ©antiqueimages - Fotolia.com
(p6下) ©Mauro Ventura - Fotolia.com
(p8左下) ©Jakub Krechowicz - Fotolia.com
(p11右上) ©Mopic - Fotolia.com
(p11左) ©Georgios Kollidas - Fotolia.com
(p12右中) ©7activestudio - Fotolia.com
(p13左上) ©Popova Olga - Fotolia.com
(p13右) ©abhijith3747 - Fotolia.com
(p20下) © koya979 - Fotolia.com
(p21上) ©theartofphoto - Fotolia.com
(p22左下) © orion_eff - Fotolia.com
(p29) ©chihana - Fotolia.com

■ 参考文献

『頭をよくする本』著／川島隆太　KKベストセラーズ　2004年
『絵でわかる！脳っておもしろい 1 ワクワク！脳ってなんだろう』
監修／川島隆太　岩崎書店　2005年
『記憶がなくなるまで飲んでも、なぜ家にたどり着けるのか？』
著／川島隆太・泰羅雅登　ダイヤモンド社　2007年
『脳をパワーアップしたい大人のための脳のなんでも小事典』
著／川島隆太・泰羅雅登・中村克樹　技術評論社　2008年
『目で見る脳の働き』著／ロバート・ウィンストン　訳／町田敦夫
さ・え・ら書房　2011年
『ヴィジュアル版　脳の歴史　脳はどのように視覚化されてきたか』
著／カール・シューノーヴァー　訳／松浦俊輔　河出書房新社　2011年

この本の情報は、2015年6月現在のものです。

企 画 編 集	こどもくらぶ（齊藤　由佳子）
装丁・デザイン	長江　知子
Ｄ Ｔ Ｐ	株式会社エヌ・アンド・エス企画

脳のひみつにせまる本
①脳研究の歴史

2015年8月20日　初版第1刷発行　〈検印省略〉

定価はカバーに表示しています

監修者　川　島　隆　太
編　者　こ ど も く ら ぶ
発行者　杉　田　啓　三
印刷者　金　子　眞　吾

発行所　株式会社　ミネルヴァ書房
607-8494 京都市山科区日ノ岡堤谷町1
電話 075-581-5191／振替 01020-0-8076

©こどもくらぶ, 2015　印刷・製本　凸版印刷株式会社

ISBN978-4-623-07434-1
NDC002/32P/27cm
Printed in Japan

脳のひみつにせまる本

川島隆太 監修　こどもくらぶ 編
27cm　32ページ　NDC002
オールカラー　小学校高学年～中学生向き

❶ 脳研究の歴史
❷ 目で見る脳のはたらき
❸ 脳科学の最前線

あわせて読んでみよう！

なぜこう見える？どうしてそう見える？

錯視のひみつにせまる本

- ❶ 錯視の歴史
- ❷ 錯視の技
- ❸ 錯視と科学